AF347333

NOTICE

SUR LES

Pansements

Par M. Darbefeuille,

Docteur-Médecin, Chirurgien en chef de l'Hôpital-Civil et Militaire.

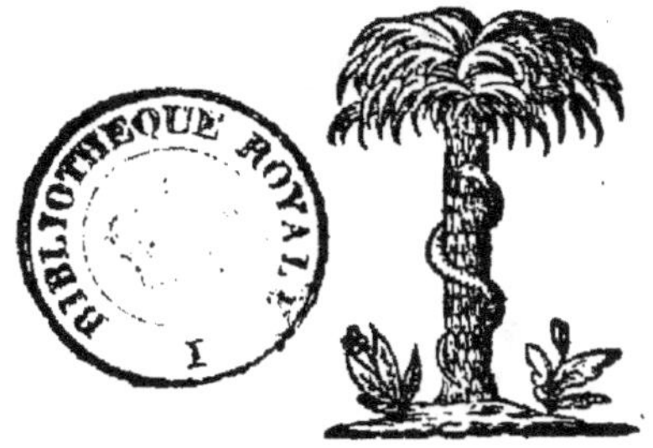

DE L'IMPRIMERIE DU COMMERCE DE NANTES,

Chez Victor Mangin fils, Editeur-Propriétaire de la *Feuille Commerciale*, de l'*Ami de la Charte* et du *Prix Courant*.

10 NOVEMBRE 1821.

NOTICE

SUR LES

Pansemens,

Par M. DARBEFEUILLE,

Docteur - Médecin, Chirurgien en chef de l'Hôpital Civil et Militaire.

C'EST pour vous, messieurs les Élèves qui commencez vos études médicales, que j'ai rédigé cette notice indicative de ce qui concerne les pansements.

Votre éducation médico-chirurgicale, dans cette maison, vous appelle à les pratiquer avec assiduité : pour vous y intéresser davantage, je crois devoir vous rappeler qu'un hôpital est un asyle ouvert à l'indigent malade, qui doit y trouver aussi bien des consolations que les secours de la médecine. Les soins affectueux qu'il reçoit et l'espoir qu'on lui donne d'un prompt rétablissement, allégent le poids de sa douleur, qui se renouvelle au souvenir des privations de première nécessité auxquelles son inaction, occasionnée par la maladie, réduit sa famille infortunée. Gardons-nous d'aggraver sa pénible situation, en lui laissant entrevoir, par notre irrégularité à le visiter et à l'assister, une sorte d'indifférence qu'il pourrait prendre pour abandon. Chaque jour, en entrant dans cette maison hospitalière, rappelez-vous, messieurs, cette pensée philantropique : *miseris succurrere disco.*

Pour atteindre ce but, qui doit être l'objet de vos études, il ne doit pas vous suffire d'assister aux leçons de vos professeurs, et de vous borner à ce genre d'instruction ; vous devez encore, par votre assistance auprès de l'homme affecté d'une maladie grave, apprendre à en observer la marche, à en suivre les progrès jusqu'à sa terminaison ou heureuse ou funeste. Vous devez préparer, former votre cœur, en faisant un sage emploi de votre temps, et en redoublant vos veilles pour rendre un jour plus fructueuse l'application de vos connaissances.

Loin du sanctuaire de la médecine, l'élève indifférent qui ne sait pas compatir aux maux qu'il est appelé à soulager! Un bon cœur est une qualité aussi précieuse dans un médecin qu'un esprit éclairé : l'un et l'autre sont indispensables et semblent promettre, par leur union, plus de garantie dans l'exercice de la profession médicale.

Le génie compatissant du médecin le met dans un rapport plus intime avec l'être souffrant, l'introduit, pour ainsi dire, jusqu'au siège de la maladie dont il apprécie mieux la nature ; et l'intérêt qu'il témoigne au malade concourt, par la confiance qu'il lui inspire , autant et peut-être plus à son rétablissement , que les médicaments même donnés à-propos. Vous devrez, messieurs, à votre assiduité à suivre vos chefs de clinique , l'occasion de contracter par vos premiers travaux l'habitude d'une bienfaisance éclairée, et vous vous rendrez dignes d'être un jour cités parmi les bienfaiteurs de la société : c'est la fortune de l'homme de bien.

La nature de vos études vous appelle dans cette maison à un noviciat actif qui me donne occasion de vous exposer quelques réflexions sur les pansements , base essentielle de la méthode d'une première instruction.

Le PANSEMENT, considéré d'une vue générale, est l'art d'appliquer avec méthode , pendant la durée d'une maladie chirurgicale , les moyens extérieurs qui doivent concourir à la guérison ; il est un procédé de *médication externe*.

Le mot *médication* désigne le changement qui doit s'effectuer pour rétablir l'état sain ou physiologique.

Un *pansement* fait avec méthode peut contribuer à opérer ce changement ; et souvent il concourt à une prompte guérison, en prévenant une douleur inutile ou dangereuse par ses effets subséquents, ou en la modérant.

L'élève qui ne voit dans un *pansement* qu'une sorte de corvée qu'il s'occupe d'éviter sous de vains prétextes, ou qu'il se hâte d'achever, sans y réfléchir (automatiquement), qui ne sent pas le besoin de suivre avec exactitude et d'une manière active son chef declinique ou médicale ou chirurgicale, ne sait pas apprécier ce qu'il perd, et combien il nuit à son éducation théorique et pratique.

Plusieurs maladies médicales, toute maladie chirurgicale et toute opération pratiquée exigent une suite de *pansements* méthodiques, desquels dépend le succès du traitement. Que peut-on espérer de celui qui ne s'est point assujetti, dans le cours de ses premières études, à cet exercice primaire de l'art médical, qui décèle ordinairement ce que sait le médecin-chirurgien, dont on juge facilement ou la capacité ou la médiocrité par la manière avec laquelle il fait un *pansement* important ?

Les *moyens d'action* que l'art médical applique dans les lésions chirurgicales, et les *règles* qui en prescrivent le choix et l'emploi, constituent *l'art de panser*. Tout élève qui fait sa première entrée dans les salles de clinique doit connaître ces moyens et ces règles, pour savoir panser avec méthode et se rendre raison des soins qu'il donne chaque jour aux malades qui lui sont confiés.

Ces móyens sont : 1º diverses substances médi-camenteuses indiquées ; 2º ce qui est nécessaire pour apposer ces substances sur le lieu malade et les y fixer, tels que *charpie, compresses, bandes*; 3º les *instruments* nécessaires pour panser.

Les *médicaments* usités dans les pansements sont des infusions, des décoctions de diverses substances, des solutions salines, des mélanges extemporanés de poudres médicamenteuses, prescrites par le chef de clinique, d'après les indications d'humecter, de calmer, d'exciter la suppuration, de l'entretenir convenablement, de fondre ou liquéfier des engorgements lymphatiques, de favoriser la résolution, de ranimer l'action vitale, locale ou générale, par l'inhalation de quelques matières actives appliquées sur l'organe cutané; prescriptions que nous préférons aux onguents et emplâtres, qui sont en général des compositions mal conçues, peu utiles et souvent nuisibles. Le chef de clinique a l'attention d'indiquer à l'élève les rapports de l'affection morbide avec le mode d'action du médicament qu'il prescrit, et ce qu'il en doit espérer ; ce dont l'élève doit prendre note, pour en faire un sujet d'étude.

Amas de filaments extraits de petits morceaux de linge fin demi-usé ; l'élève doit savoir en former des petites masses applaties qu'on nomme *plumaceaux*, parce qu'ils remplacent les plumes fines que les anciens enveloppaient d'un linge pour en recouvrir la surface ulcérée.

La grandeur des plumaceaux, leur épaisseur, leur nombre sont indiqués par la nature de la lésion, par sa surface et sa profondeur.

On se sert de la charpie pour préserver la plaie et l'ulcère du contact de l'air, pour les couvrir mollement, pour y fixer les médicaments indiqués par leur état de simplicité ou de complication : dans quelques circonstances la charpie n'est ni imbibée, ni recouverte de substances médicamenteuses, et le pansement est fait à sec ; mais alors on a l'attention de placer sur la circonférence de l'ulcère une petite bandelette d'un linge fin, enduite légèrement de cérat, pour prévenir l'adhérence des plumaceaux, et la petite irritation qui peut en résulter lorsqu'on renouvelle le pansement.

Bourdonnets. La charpie roulée en forme d'olive par l'élève, est nommée *bourdonnets*, qui, plus ou moins compacts, sont destinés à être introduits dans l'intérieur d'un abcès, ou placés sur une surface saignante ou purulente, pour établir une compression suffisante, en cas d'hémorragie superficielle entretenue par des capillaires ouverts ; pour absorber le pus qu'exhale la surface ulcérée : on a l'attention de fixer les bourdonnets qui doivent être placés profondément, à un fil qui en favorise l'extraction.

Le nombre des bourdonnets et leur longueur dépendent de l'étendue de la surface, qu'il ne faut pas irriter par le contact d'un corps trop compact.

La charpie, pressée et arrondie entre les mains de l'élève, forme des petits globes (boulettes) destinées à nettoyer avec douceur et facilité la surface couverte de pus.

On applique encore la charpie pour remplacer quelques vides et niveler une surface inégale que l'élève doit recouvrir de compresses, et d'une bande dont l'action doit être uniforme.

esses. Pièces de linge sans coutures ni ourlets, de grandeur et de longueur déterminées par la surface de la partie malade sur laquelle on doit les appliquer pour couvrir et maintenir les plumaceaux et bourdonnets. On les distingue en simples et doubles, en carrées, longues, graduées, criblées, &c., différences dont l'élève connaîtra l'utilité et l'application en suivant la clinique des pansements. La forme des compresses est d'ailleurs indiquée par le siège de la maladie et la figure de sa partie.

ndes. Pièces de linge plus longues que larges, égales, sans ourlets, destinées à être appliquées circulairement sur les compresses et autres pièces d'appareil, telles que les attèles, les coussinets, &c., pour les contenir convenablement. On distingue les bandes en simples, en roulées, à un ou à deux chefs.

Méthode : 1º de rouler une bande sur un chef, sur ses deux chefs ; — 2º d'appliquer la bande sur une partie dont la forme est égale ou inégale ; — 3º d'effectuer une compression ou modérée, ou plus forte, suivant ce qu'exigent la nature de la maladie, et l'espèce d'appareil ou simple ou composé ; — 4º d'enlever la bande avec facilité, pour renouveller un appareil.

L'application méthodique des bandes est nommée *bandage*, qu'on distingue en simple, en composé, tel que celui de la fracture de la clavicule, que l'art doit au célèbre *Dessaut*. Celui formé d'un ensemble de plusieurs bandelettes fixées sur une autre placée perpendiculairement ; c'est le bandage de *Scultet*, indiqué dans les fractures des os des extrémités thorachiques et abdominales, qui remplace depuis long-temps, avec avantage, le bandage à dix-huit chefs.

Le bandage est encore distingué, d'après son mode d'action spéciale, en contentif, en compressif, en unissant des plaies........$\left\{\begin{array}{l}\text{en long,}\\\text{en travers.}\end{array}\right.$

En bandage en T $\left\{\begin{array}{l}\text{simple.}\\\text{double.}\end{array}\right.$

En bandage de corps, &c.

Le mode d'application d'un bandage varie suivant les lieux, tel qu'à la tête, au tronc, aux extrémités.

C'est en observant la préparation des divers bandages, sur-tout de ceux qui doivent maintenir par une application méthodique dans un contact régulier et permanent jusqu'à la consolidation les fragments d'une fracture, que l'élève studieux devra à son assiduité à suivre la clinique chirurgicale la somme des connaissances pratiques qu'exige cette préparation, et l'aptitude convenable à appliquer un appareil.

Les *instruments nécessaires* pour faire les pansements sont nommés portatifs, parce qu'ils sont contenus dans un étui ou trousse qu'on porte avec soi. Auxiliaires des mains, ils consistent dans des ciseaux, une pince à anneaux, une à disséquer, une spatule, une sonde cannelée, deux stylets, un porte-pierre, un rasoir, des lancettes, une seringue à injection. Nous ajouterons : 1° un bassin vide pour recevoir l'appareil qu'on renouvelle ; 2° une tablette ou plateau pour placer et disposer avec ordre tout ce qui doit composer le nouvel appareil, un drap ployé en plusieurs doubles pour garantir le lit.

L'élève doit connaître la manière de tenir chaque instrument pour s'en saisir avec aisance et dextérité. C'est en observant les chefs de clinique et en s'exerçant qu'il se formera.

Les *règles* qui guident le chirurgien dans le choix et l'emploi des moyens que nous avons désignés sont implicitement énoncés dans ces trois

(12)

expressions: *sûrement* (*tutò*), *promptement* (*citò*), et *agréablement* (*jucundè.*)

PREMIÈRE RÈGLE : On panse *sûrement*, lorsqu'on a une connaissance exacte de l'état anatomique de la partie lésée, et de son état pathologique simple ou compliqué, liberté de mouvement de la main, flexibilité des doigts, une vue bonne et régulière, des instruments légers, d'une bonne construction, sur-tout tenus proprement, et aptitude à s'en servir avec dextérité.

DEUXIÈME RÈGLE : On panse *promptement*, quand on ne s'occupe que de son objet, qu'on évite tout sujet de distraction, quand on a disposé d'avance tout ce qui convient au pansement qu'on doit faire pour ne pas trop exposer la surface ulcérée à l'action de l'air qui peut l'irriter sans nécessité ou y déposer des miasmes plus ou moins nuisibles qui aggraveraient son état.

TROISIÈME RÈGLE : Panser *agréablement*, c'est panser *doucement*, *mollement* et *proprement*.

L'élève doit donc éviter d'occasionner la douleur, à moins qu'une sorte d'ataxie locale le mette dans la nécessité d'exercer une légère friction sur l'ulcère et aux environs et d'y appliquer des substances excitantes. Il doit se placer de manière à agir librement et à se procurer un jour favorable; soutenir et maintenir dans une position convenable la partie malade; humecter avec une décoction tiède les bandes , compresses et plumaceaux, pour les enlever sans efforts et sans secousses ; absorber le pus avec un linge fin , appliqué doucement sur la surface suppurante, ou avec des boulettes de charpie molle, conduites avec les pinces à anneaux ; ramollir avec la décoction les matières purulentes desséchées , qu'on détache ensuite facilement avec la spatule ; faire doucement de légères injections dans les sinuosités et les clapiers où le pus peut stagner ; placer ensuite les bourdonnets et plumaceaux humectés ou enduits de cérat ou autres préparations ; appliquer les compresses imbibées du médicament liquide indiqué , fixer le tout avec le bandage qui convient au lieu affecté , en n'exerçant qu'une pression suffisante , comme moyen contentif ; poser mollement le membre , le défendre de toute pression étrangère par l'usage du cerceau ; telles sont les conditions exigées pour panser *agréablement.*

De tout ce qui précède , il résulte : 1° que l'*art de panser* est une action ordinairement complexe de la main , munie de moyens auxiliaires indiqués par la nature spéciale et le génie de la lésion, et souvent modifiés par des circonstances qui exigent un esprit éclairé formé par l'étude ; — 2° que, négliger de faire des pansements , c'est perdre l'occasion de familiariser sa main avec les instruments , de les diriger avec sûreté, de contracter l'habitude de disposer avec ordre tout ce qui est nécessaire et de savoir se rendre utile avec dextérité, soit en agissant, soit comme aide; c'est enfin se priver d'un excellent moyen d'instruction, puisque l'observation de ce qui s'effectue dans le cours des maladies chirurgicales devient un guide fidèle pour observer dans beaucoup de circonstances ce qui doit s'effectuer dans le cours des maladies médicales; — 3° que l'élève en médecine-chirurgique doit faire assidûment des pansements, et savoir les bien faire. Aspirant à obtenir un jour le diplôme de docteur-médecin ou chirurgien, il doit se pénétrer de cette obligation, qui doit d'ailleurs lui procurer des connaissances positives, dont la privation le rendrait responsable un jour du mal qu'il produirait, et qu'il aurait pu éviter, s'il avait su se procurer une meilleure instruction. C'est de lui qu'on dirait, avec raison: *occidit qui non servat.*

En effet, une suppuration ou trop excitée ou diminuée, ou supprimée mal-à-propos, nuit à la curation. Dans le premier cas, le malade s'épuise en perdant des matériaux utiles à sa conservation; et, dans le second, on l'expose à une métastase purulente, cause suffisante d'une lésion intérieure et funeste, ce que l'observation a souvent démontré. L'élève doit savoir qu'une suppuration déterminée par un exutoire jugé nécessaire, ou qui survient à la suite d'un phlegmon symptomatique, doit être observée, surveillée, jugée pour être conservée, ou excitée ou modérée, suivant les indications appréciables par le médecin; et l'élève chargé du pansement doit observer avec attention l'état de la surface , la nature de l'humeur purulente, sa quantité : le médecin attend de lui des renseignements aussi importants pour modifier et assurer le traitement, que l'est l'observation des urines et des autres excrétions: sous ce rapport, l'élève s'annexe, pour ainsi dire, à son chef de clinique, dont il devient subsidiairement dans ce moment un organe nécessaire.

J'ai cru devoir me borner à exposer ces généralités sur les *pansements* , et à énoncer ces réflexions qui recevront les développements dont elles sont susceptibles, de l'exercice journalier qui sera pour l'élève capable de réfléchir, et pénétré du rôle qu'il doit remplir un jour une sorte de commentaire pratique du sommaire que je lui présente dans cette notice.

Quoique incomplète, elle remplira le but que je me suis proposé, celui de le convaincre de la nécessité de faire des pansements pour sa meilleure instruction, de lui en exposer la méthode , et de lui indiquer l'ordre qu'il suivra dans l'étude de ce qui en compose le matériel, sur lequel il trouvera , dans le Dictionnaire de Médecine et de Chirurgie du docteur *Nysten,* dernière édition, des définitions exactes et des documents clairs et précis.

Ce matériel doit être d'ailleurs le sujet d'une suite régulière de démonstrations et de répétitions faites avec ordre, sorte d'instruction pratique qui doit être confiée à MM. les élèves internes, *ad turnum*. Cette instruction doit se composer de l'exposition de chaque partie ci-dessus précitée du matériel, tel que la charpie, les compresses, les bandes, de la qualité du linge qu'on doit préférer, de la préparation de chaque appareil, de l'application faite avec attention sur un mannequin, des différents bandages simples, composés et compliqués, de la manière de tenir les pinces à anneaux, les ciseaux, les pinces simples, la sonde cannelée, les stylets, pour s'en servir avec avantage ; chaque élève serait appelé à cet exercice manuel pour mériter d'être admis à faire des pansements.

www.ingramcontent.com/pod-product-compliance
Lightning Source LLC
LaVergne TN
LVHW010829180726
843502LV00009B/3528